BEI GRIN MACHT SICH IHR WISSEN BEZAHLT

- Wir veröffentlichen Ihre Hausarbeit, Bachelor- und Masterarbeit

- Ihr eigenes eBook und Buch - weltweit in allen wichtigen Shops

- Verdienen Sie an jedem Verkauf

Jetzt bei www.GRIN.com hochladen und kostenlos publizieren

GRIN

Auswirkungen von Ballaststoffen auf das Immunsystem und zur Reduktion der Inzidenz und Mortalität westlicher Krankheiten

Laura Fröhlich

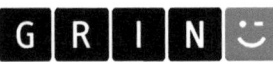

Bibliografische Information der Deutschen Nationalbibliothek:

Die Deutsche Nationalbibliothek verzeichnet diese Publikation in der Deutschen Nationalbibliografie; detaillierte bibliografische Daten sind im Internet über http://dnb.d-nb.de abrufbar.

ISBN: 9783346868312
Dieses Buch ist auch als E-Book erhältlich.

© GRIN Publishing GmbH
Trappentreustraße 1
80339 München

Druck und Bindung: Books on Demand GmbH, Norderstedt Germany
Gedruckt auf säurefreiem Papier aus verantwortungsvollen Quellen

Das Buch bei GRIN: https://www.grin.com/document/1355531

IUBH Internationale Hochschule

Fernstudium

SoSe 2021

Modul: DLBEWSATEW01 – Seminar Aktuelle Themen der Ernährungswissenschaften

---

Auswirkungen von Ballaststoffen auf das Immunsystem

Seminararbeit

Vorgelegt von:

Laura Fröhlich

Studiengang:

Ernährungswissenschaften

5. Semester

Abgabedatum: 23.04.2021

I. Inhaltsverzeichnis

II.   Abbildungsverzeichnis

III.   Abkürzungsverzeichnis

FOS	Fructooligosaccharid
GIT	Gastrointestinaltrakt
GPR	G-Protein-gekoppelter Fettsäurerezeptor
HDAL	Histon-Deacetylase
hs-CRP	hochsensitives C-reaktives Protein
IL	Interleukin
KHK	koronare Herzerkrankungen
NF-κB	nuclear factor 'kappa-light-chain-enhancer' of activated B-cells
PAMP	Pathogen-assoziierte molekulare Muster
PPARγ	Peroxisom-Proliferator-aktivierter Rezeptor-γ
PRR	Mustererkennungsrezeptoren
ROS	reaktive Sauerstoffspezies
SCFAs	kurzkettige Fettsäuren (engl.: short chain fatty acids)
s-IgA	sekretorisches Immunglobulin A
TNF-α	Tumornekrosefaktor-α
T_{Reg}-Zellen	regulatorische T-Zellen

1. Einleitung

Ballaststoffe galten bis in die 1970er Jahre als unverdaulicher und daher unbrauchbarer Ballast (Ströhle et al., 2018, S. 179). Zu Beginn des 18. Jahrhunderts appellierte Max Rubner (1854 – 1932), Pionier der modernen Ernährungsphysiologie, Mediziner und Hygieniker sogar für die Aufhebung des gemeinsamen Vermahlens von Kleie und Mehlkörper bei der Mehlherstellung (ebd.). Nichtsdestotrotz waren einige ihrer gesundheitlichen Vorteile seit langem bekannt (Slavin, 2013, S. 1418). So beschrieb Hippokrates schon 430 v. Chr. die abführenden Wirkungen von Vollkornweizen im Vergleich zu raffiniertem Weizen (ebd.). In den 1920er Jahren berichtete J.H. Kellogg ausführlich über die positiven Eigenschaften von Kleie (ebd.). Demnach habe sie das Stuhlgewicht erhöht, die Laxation gefördert und Krankheiten vorgebeugt (ebd.). Doch erst in den 1970er Jahren schafften es die englischen Tropenmediziner Denis P. Burkitt (1911 – 1993) und Hugh C. Trowell (1904 – 1989) die allgemein negativen Auffassungen bezüglich der Ballaststoffe zu revidieren und viele ihrer bis dato nicht gänzlich erforschten ernährungsphysiologischen Vorteile ans Tageslicht zu bringen (Ströhle et al., 2018, S. 179). Auf Basis ihrer Untersuchungen an afrikanischen Ureinwohnern stellte Burkitt eine revolutionäre Hypothese auf (ebd.): Laut Burkitts-Ballaststoffhypothese ist der Mangel an Ballaststoffen in der westlich geprägten Ernährungsweise für einen Großteil der krankheitsbedingten Morbidität und Mortalität verantwortlich (Wilson et al., 2020, S. 726). Dies war der Auslöser für intensive Untersuchungen und einer Vielzahl von Studien auf diesem Gebiet, um seine Aussagen zu bewerten (Ströhle et al., 2018, S. 179).

Gleichzeitig ist die Erforschung der Auswirkungen von Ballaststoffen abhängig von weiteren Untersuchungsgebieten, wie z. B. der intestinalen Mikrobiota und des Immunsystems, da sie in engem Zusammenhang miteinander stehen (Rubach, 2018, S. 262). Die intestinale Mikrobiota macht mit ca. 99 % den weitaus größten Anteil des Mikrobioms aus (ebd.). Letzteres bezeichnet „die Gesamtheit aller Mikroben (Mikrobiota), die den menschlichen Organismus besiedeln und mit ihm in Symbiose leben" (ebd.). Dass ihm immer mehr Bedeutung für die Gesunderhaltung zukommt, wird untermalt, indem es mittlerweile als eigenständiges Organ angesehen wird (ebd.). Die Zusammensetzung und der Stoffwechsel der intestinalen Mikrobiota wird durch die Ernährung, insbesondere die Ballaststoffzufuhr, moduliert (Koh et al., 2016, S. 1332). Die Mikroben wiederum leisten zudem einen großen Beitrag zur Aufrechterhaltung des Immunsystems (ebd.).

Heutzutage werden immer mehr Erkenntnisse zum Beitrag einer ballaststoffreichen Ernährung zur Reduktion der Inzidenz und Mortalität westlicher Krankheiten, u. a. Krebserkrankungen, koronare Herzerkrankungen (KHK), Infektionserkrankungen, Diabetes mellitus Typ 2 und Adipositas, gewonnen (Wilson et al., 2020, S. 726). Dabei spielen insbesondere die Auswirkungen der Ballaststoffe auf das Immunsystem eine bedeutende Rolle. Ziel dieser Arbeit ist es, die zugrundeliegenden Mechanismen zu erörtern.

Hierfür wird der Begriff „Ballaststoff" zunächst definiert und anhand seiner physikochemischen und physiologischen Eigenschaften eingeteilt. Im Zuge dessen wird eine Abgrenzung zu Präbiotika vorgenommen und diese kurz erläutert. Anschließend werden die Grundprinzipien des Darm-assoziierten Immunsystems dargestellt. Anhand dieser Grundlagen wird der aktuelle Forschungsstand zu den direkten und indirekten Effekten einer erhöhten Ballaststoffzufuhr auf das Darm-assoziierte Immunsystem und das Immunsystem auf systemischer Ebene untersucht. Diese lassen sich einteilen in: Effekte über die Modulation der Mikrobiota und Effekte über die Produktion von kurzkettigen Fettsäuren (engl.: short chain fatty acids, SCFAs). Zum Schluss wird ein Fazit gezogen und ein kurzer Ausblick gegeben.

2. Ballaststoffe

Der Begriff Ballaststoff stammt aus einer Zeit, in der die nicht direkt als Nährstoffe verwertbaren Bestandteile der Nahrungsmittel als überflüssig galten (Elmadfa & Leitzmann, 2019, S. 201). Seit 1970 wurde die bedeutende gesundheitliche Wirkung von Ballaststoffen jedoch allgemein bekannt und ist bis heute ein wichtiges Forschungsgebiet der Ernährungswissenschaften (Hahn et al., 2016, S. 56). So wurde 1995 auch der Begriff Präbiotikum, welcher großes therapeutisches Potenzial birgt, von Gibson und Roberfroid definiert (Holscher, 2017, S. 174).

2.1 Definition und Einteilung

Ballaststoffe bilden eine heterogene Gruppe von Lebensmittelbestandteilen, die sich nach chemischen, physikochemischen als auch physiologischen Eigenschaften klassifizieren lassen (Ströhle et al., 2018, S. 180).

Es existiert weltweit keine einheitliche und verbindliche Definition von Ballaststoffen (ebd.). In den D-A-CH-Referenzwerten wird der Begriff von den ernährungswissenschaftlichen Fachgesellschaften Deutschlands, Österreichs und der Schweiz primär physiologisch definiert: „Unter dem Sammelbegriff Ballaststoffe (Nahrungsfasern) werden Bestandteile pflanzlicher Nahrung zusammengefasst, die von den körpereigenen Enzymen des menschlichen Magen-Darm-Traktes nicht abgebaut werden" (ebd.).

Chemisch gesehen gehören sie zu den Stoffgruppen der Kohlenhydrate (Saccharide) und der Nichtkohlenhydrate (ebd.). Quantitativ dominierend ist die Klasse der komplexen Polysaccharide, zu dieser Nicht-Stärke-Polysaccharide, wie Zellulose und Hemizellulosen und resistente Stärke gehören (ebd., S. 180f.).

Ballaststoffe können anhand ihrer Löslichkeit, ihres Wasserbindungsvermögens, ihrer Fermentierbarkeit und ihres Ladungsverhaltens eingeteilt werden (s. Tab. 1) (ebd., S. 180).

Ballaststoff-vertreter	Wasserlös-lichkeit	Quellfähig-keit	Viskosi-tät/Gelbil-dung	elektrische Ladung	Fermentier-barkeit
Zellulose	–	(+)	–	neutral	10 – 30 %
resistente Stärke	–	+	(+)	neutral	ca. 100 %
Lignin	–	–	–	neutral	0%
Hemizellulose	50 % –, 50% +	++	+	negativ	50 – 70 %
Pektin	+	+++	+++	negativ	ca. 100 %
Betaglukan	+	++++	+++	neutral	ca. 100 %
Guar	+	++++	+++	neutral	ca. 100 %
Psyllium	+	+	++	negativ	100%
Inulin	+	+	++	neutral	100%
nicht vorhanden; Anzahl der Plus-Symbole: Stärke der Eigenschaft					

Tabelle 1: „Übersicht zu den physikochemischen und physiologischen Eigenschaften der Ballaststoffe" Quelle: Ströhle et al., 2018, S. 182

Als Bestandteile pflanzlicher Lebensmittel finden sich wasserunlösliche Ballaststoffe wie Zellulose und Hemizellulosen überwiegend in getrockneten Hülsenfrüchten (> 15 g/100 g) und Vollkornpro-dukten, Trockenfrüchten und Nüssen (6 – 15 g/100 g) vor (Ströhle et al., 2018, S. 182). Wasserlös-liche Ballaststoffe in Obst und stärkearmen Gemüse wie Brokkoli weisen hingegen niedrigere Ge-halte (< 6 g/100 g) vor (ebd.). Pektin, Guar und Psyllium, sogenannte Hydrokolloide bilden in Wasser hochviskose Gele und sind daher neben Ballaststoffkonzentraten wie Hafer- und Weizenkleie von ernährungsphysiologischer Relevanz (ebd., S. 181f.). Darüber hinaus spielt nicht nur der Gesamt-ballaststoffgehalt eines Lebensmittels eine Rolle, sondern auch die Relation der einzelnen Ballast-stoffgruppen zueinander (ebd., S. 182).

Ihre physikochemischen Eigenschaften sind von wesentlicher Bedeutung für ihre therapeutische Wirkungen, die in Kap. 3 in Bezug auf das Immunsystem näher erläutert werden (ebd., S. 181; Holscher, 2017, S. 174). Ihre direkte Wirkung entfalten sie im Gegensatz zu Makro- und Mikronähr-stoffen primär physikalisch und lokal im Gastrointestinaltrakt (GIT) (Ströhle et al., 2018, S. 183). Indirekt wirken sie sich jedoch über ihre Fermentationsprodukte auf den gesamten Organismus aus (ebd.).

2.2 Präbiotika

Präbiotika werden als „selektiv fermentierte Inhaltsstoffe, die zu spezifischen Veränderungen der Zusammensetzung und/oder Aktivität der gastrointestinalen Mikrobiota führen und somit der Ge-sundheit des Wirts Vorteile bringen", definiert (eigene Übersetzung) (Holscher, 2017, S. 172).

Zwar gehören alle Präbiotika zu den löslichen Ballaststoffen, jedoch wirken nicht alle Ballaststoffe präbiotisch (Slavin, 2013, S. 1418). Dabei besitzt ein Präbiotikum drei wichtige Kriterien: Es widersteht der Magensäure, der Hydrolyse durch Säugetierenzyme und der Absorption im oberen GIT; es wird von der Darmflora fermentiert; und es stimuliert selektiv das Wachstum und/oder die Aktivität der Darmbakterien (ebd.).

Präbiotika umfassen Oligofructose (Fructooligosaccharid, FOS) vom Inulintyp, Galactooligosaccharide und Xylooligosaccharide (Calder, 2013, S. 304). In Lebensmitteln kommen vorwiegend Fructane (v. a. Inulin), Galactane, Glucane und N-Glucane zum Einsatz (Beermann, 2019, S. 54).

3. Darm-assoziiertes Immunsystem

„Ein gut funktionierendes Immunsystem ist der Schlüssel zu einer guten Abwehr pathogener Organismen [Bakterien, Viren, Pilze etc.] und zur Toleranz gegenüber nicht bedrohlichen Organismen, Nahrungsbestandteilen und sich selbst" (eigene Übersetzung) (Calder, 2013, S. 299). Nahrungskomponenten wie Ballaststoffe sind essenziell für die Reifung des Immunsystems und zum Erhalt der immunologischen Homöostase (Beermann, 2019, S. 2). Der Darm beinhaltet als mikrobiell besiedelte chemisch-physiologische Immunbarriere wichtige immunologische Funktionen (ebd.).

Der Darm trägt einen großen Anteil der körpereigenen Immunzellen und beeinflusst zu 80 % das gesamte Immunsystem (Rubach, 2018, S. 262). Die Immunfunktion der Darmbarriere setzt sich aus dem zellulären Abschlussgewebe (Haut und Schleimhäute), der Mucusqualität, dem allgemeinen Immunstatus und der intestinalen Mikrobiota zusammen (Beermann, 2019, S. 52).

Der GIT schützt mithilfe des darmassoziierten lymphatischen Gewebes und verschiedener nicht immunologischer Faktoren das innere Milieu vor dem Eindringen von größeren Molekülen und Partikeln aus dem Darminhalt (Elmadfa & Leitzmann, 2019, S. 115). Die Darmwand umfasst Magensäure, Schleim und eng verbundene Epithelzellen und dient als physikalische Barriere (Calder, 2013, S. 301). Trotz dieses sogenannten Mukosablocks, werden kontinuierlich geringe Mengen Antigene aus der Mikrobiota und von Nahrungsinhaltsstoffen (bzw. deren höhermolekularer Metabolite) durch die Mukosa aufgenommen (Elmadfa & Leitzmann, 2019, S. 115). Diese können durch lokale und systemische Immunreaktionen mittels Antikörper bekämpft werden (ebd.). Das darmassoziierte lymphatische Gewebe ist morphologisch und funktionell eng mit der Mukosa verbunden (ebd.) (s. Abb. 1). Es ist, neben den Lymphknoten und der Milz, Bestandteil der sekundären lymphatischen Organe (Calder, 2013, S. 300).

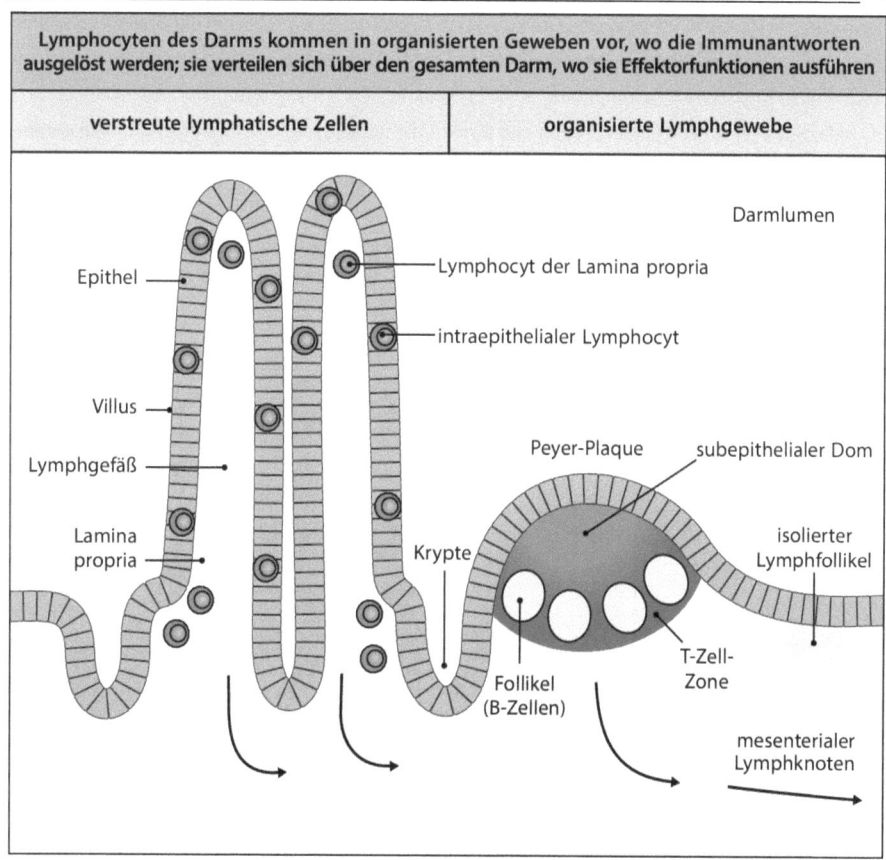

Lymphocyten des Darms kommen in organisierten Geweben vor, wo die Immunantworten ausgelöst werden; sie verteilen sich über den gesamten Darm, wo sie Effektorfunktionen ausführen

verstreute lymphatische Zellen	organisierte Lymphgewebe

Darmlumen

Epithel

Lymphocyt der Lamina propria

intraepithelialer Lymphocyt

Villus

Lymphgefäß

Peyer-Plaque

subepithelialer Dom

Lamina propria

Krypte

isolierter Lymphfollikel

Follikel (B-Zellen)

T-Zell-Zone

mesenterialer Lymphknoten

Abbildung 1: „Die darmassoziierten Lymphgewebe und Lymphocytenpopulationen" Quelle: Murphy & Weaver, 2018, S. 647

Dort befinden sich solitäre Lymphfollikel, die mit immunkompetenten Zellen ausgestattet sind und gemeinsam mit den Peyer-Plaques[1] Antigene absorbieren (Elmadfa & Leitzmann, 2019, S. 115; Beermann, 2019, S. 12). Daran beteiligt sind zudem intraepitheliale Lymphozyten der Mukosa und Makrophagen der Lamina propria (Beermann, 2019, S. 12). Antikörper, insbesondere sekretorisches Immunglobulin A (s-IgA), werden von Plasmazellen der Mukosa und der mesenterialen Lymphknoten, gebildet (ebd.). S-IgA beschützt das innere Milieu, indem es die Bindung von Antigenen und damit ihr Eindringen in den Organismus, verhindert (ebd.) (s. Abb. 2). Gemeinsam mit antimikrobiell wirkenden Defensinen, die von Paneth-Körnerzellen und sekretorischen Enterozyten sezerniert werden, bilden sie erste Elemente der Immunabwehr (ebd., S. 36, 41). Spezifische Rezeptoren von antigenpräsentierenden Immunzellen, Enterozyten und verschiedenen Effektorzellen erkennen mikrobielle molekulare Strukturmuster, womit sie das Immunsystem stimulieren (ebd., S. 36). Das

---

[1] Lymphfollikelansammlungen in Ileum und Appendix vermiformis (Wurmfortsatz) (Beermann, 2019, S. 12)

Darm-assoziierte Immunsystem spielt jedoch nicht nur eine wichtige Rolle bei der Abwehr des Wirts gegen Pathogene, sondern auch bei der Toleranz gegenüber harmlosen Mikroorganismen und Lebensmittelkomponenten (Calder, 2013, S. 301). Mononukleäre Phagozyten wie Makrophagen und DC befinden sich in der Lamina propria und fördern die immunologische Unempfindlichkeit gegenüber kommensalen Bakterien, was für die Aufrechterhaltung der Darmhomöostase relevant ist (Kamada et al., 2013, S. 326).

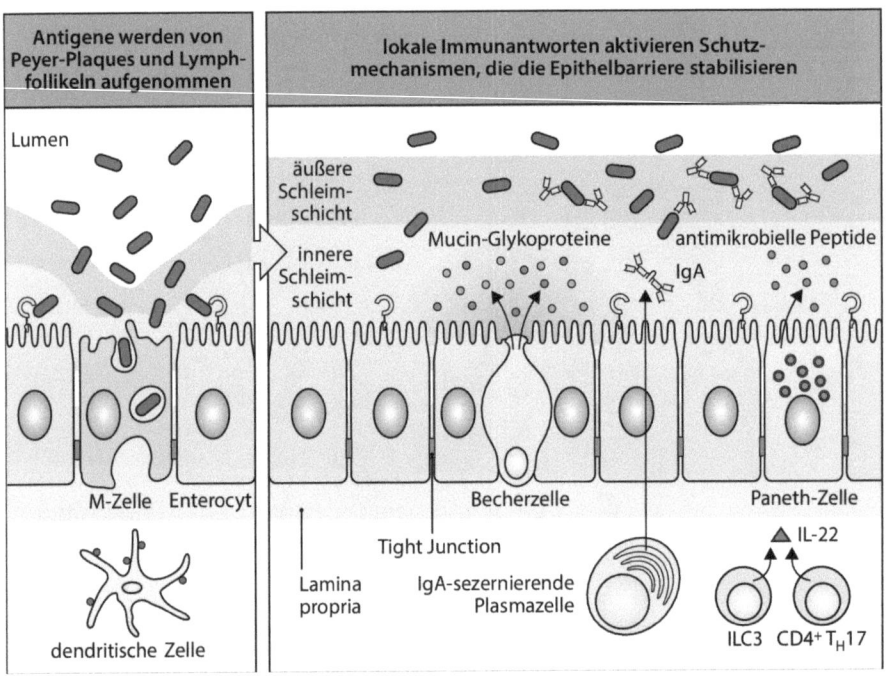

Abbildung 2: „Mehrere lokale Prozesse führen zu einer ausgeglichenen Homöostase zwischen Wirt und Mikroflora" Quelle: Murphy & Weaver, 2018, S. 676

Essenzielle Funktionsgrundlage des Darm-assoziierten Immunsystems ist eine hoch diversifizierte Mikrobiota (Beermann, 2019, S. 43). Mikroorganismen modulieren die Aktivität des Immunsystems (ebd.). Insgesamt sind die vorherrschenden Bakteriengruppen grampositive Firmicutes und gramnegative Bacteroidetes (Wilson et al., 2020, S. 726). Sie exprimieren Pathogen-assoziierte molekulare Muster (engl.: Pathogen-associated molecular patterns, PAMPs), die durch Mustererkennungsrezeptoren (engl.: Pattern Recognition Receptors, PRRs) von Epithelzellen und Immunzellen, erkannt werden (Beermann, 2019, S. 43). Infolgedessen wird die Sekretion von Interleukinen (ILs) und anderen Signalstoffen ausgelöst und die angeborene Immunabwehr stimuliert (ebd., S. 44). Auf ähnliche Weise wird dies auch von PAMPs-ähnlichen Strukturen von diätetischen Oligosacchariden und Polynukleotiden sowie lebensmittelassoziierten Bakterien und Hefen bewirkt (ebd.).

4. Effekte einer erhöhten Ballaststoffzufuhr auf das Immunsystem

Durch die grundlegende Veränderung der Ernährungsgewohnheiten in den letzten 100 Jahren ging in den Industrieländern der Verzehr der wichtigsten ballaststoffliefernden Lebensmittel stark zurück (Elmadfa & Leitzmann, 2019, S. 202). Gleichzeitig stieg der Verzehr ballaststofffreier Nahrungsmittel, wie Fleisch, Eier, Alkohol und isolierter Zucker, deutlich an (ebd.). Während Fachgesellschaften zur Prävention eine Ballaststoffzufuhr von mindestens 30 g/d empfehlen, beträgt die tatsächliche Aufnahme im Allgemeinen nur etwa 15 – 20 g/d (Ströhle et al., 2018, S. 195; Iddir et al., 2020, S. 9). Zum Vergleich nehmen die Bewohner ländlicher Regionen Afrikas 50 – 120 g/d Ballaststoffe zu sich (Elmadfa & Leitzmann, 2019, S. 202).

Ballaststoffe üben lokale und systemische Effekte aus, womit ihnen eine wesentliche Bedeutung für die Prävention ernährungsassoziierter Erkrankungen zukommt (Ströhle et al., 2018, S. 186). Die Art und Menge der konsumierten Ballaststoffe beeinflussen Immunfunktionen auf der Ebene physikalischer Barrieren (z. B. Darmschleimhäute), des Mikrobioms, des angeborenen Immunsystems (z. B. Makrophagenfunktion und Polarisation) und des adaptiven Immunsystems (z. B. T- und B-Zellfunktion) (Venter et al., 2020, S. 1). Umgekehrt beeinflusst das Immunsystem den Stoffwechsel, Ernährungsbedürfnisse und die physiologische Reaktion auf Lebensmittel (ebd.). Somit stehen die Ernährungsweise und das Immunsystem in einer komplexen Wechselbeziehung zueinander (ebd.).

Im Folgenden werden die Effekte der Ballaststoffe auf das Immunsystem erläutert, welche direkt oder indirekt einerseits über die Zunahme der mikrobiellen Vielfalt und Stärkung der Integrität der Dickdarmschleimhaut und andererseits über ihre fermentativen Abbauprodukte zum Tragen kommen (ebd., S. 7; Iddir et al., 2020, S. 9).

4.1 Effekte über die Modulation der intestinalen Mikrobiota

Bei erhöhtem Ballaststoffverbrauch von ca. 3,3 g/MJ oder ca. 30 g/d wurde eine signifikante Verringerung der hochsensitiven C-reaktiven Protein (hs-CRP)-Konzentrationen beobachtet (Iddir et al., 2020, S. 9). Sogar ein geringer Mehrverbrauch an Ballaststoffen von unter 5 g pro Tag reduziert das entzündungsbedingte Krankheitsrisiko von KHK, Diabetes mellitus Typ 2, Krebs und Fettleibigkeit erheblich (ebd.). Zudem bestehen Hinweise auf eine erhöhte Resistenz gegenüber Krankheiten und Infektionen (Slavin, 2013, S. 1427). Daten aus 185 prospektiven Studien und 58 klinischen Studien mit 4.635 erwachsenen Teilnehmern aus fast 135 Millionen Personenjahren, in denen die höchsten Ballaststoffverbraucher mit den niedrigsten verglichen wurden, lassen auf eine um 15 – 30 % niedrigere Rate an Gesamtmortalität und kardiovaskulärer Mortalität sowie eine geringere Inzidenz und Mortalität bei Darm- und Brustkrebs, KHK, Schlaganfall und Diabetes mellitus Typ 2, schließen (Wilson et al., 2020, S. 726).

Weitere Studien weisen auf, dass bestimmte Ballaststoffe, wie β-Glucane, mit Immunzellen interagieren und somit das Immunsystem direkt stimulieren können (Slavin, 2013, S. 1427). Lösliche nicht viskose Ballaststoffe können möglicherweise zur Linderung von Symptomen entzündlicher Erkrankungen wie dem Reizdarmsyndrom beitragen (ebd.). In einer Vergleichsstudie wurde gezeigt, dass teilweise hydrolysiertes Guargummi bei Bauchschmerzen, Darmgewohnheiten, Epithelverletzungen und Entzündungen zu einer größeren Besserung führte als Weizenkleie (ebd.). Es wurde festgestellt, dass der Konsum von FOS eine mit Durchfall oder respiratorischen Problemen verbundene fieberhafte Erkrankung verbessert und den Einsatz von Antibiotika bei Säuglingen verringert (ebd.).

Querschnittsstudien zeigen, dass die Diversität der Darmmikrobiota positiv mit der Ballaststoffaufnahme korreliert (Menni et al., 2017, S. 1099). Eine höhere Vielfalt im Mikrobiom fördert das Wachstum gesundheitsassoziierter Bakterien wie Bifidobacterium spp. und Lactobaccillus spp., die u. a. mit Schleimhautentzündungen in Verbindung gebracht werden (Iddir et al., 2020, S. 10). Solche Arten tragen dazu bei, das Wachstum gesundheitsschädlicher Krankheitserreger, einschließlich Clostridium spp., zu verringern (ebd.). Mittels ihrer proteolytischen Funktion bauen sie Toxine, Allergene und andere immunogene Proteinstrukturen im Darmlumen ab (Beermann, 2019, S. 53). Eine tägliche Zufuhr von 60 g Vollkorngerste oder Reis verbesserte bei gesunden Personen (n = 28) die Bakterienvielfalt im Stuhl, erhöhte das Firmicutes-Bacteroidetes-Verhältnis und die Häufigkeit von Blautia, schwächte die postprandialen Blutzuckerspitzen ab und verringerte die IL-6-Plasma-Werte (Zmora et al., 2019, S. 12). Eine gesunde Darmmikrobiota, die reich an Bifidobacterium spp., Faecalibacterium spp., Ruminococcus spp. und Prevotella spp. ist, wurde in einer systematischen Übersicht, anhand der Verringerung des hs-CRPs und des IL-6, mit einer geringeren systemischen Entzündung in Verbindung gebracht (Iddir et al., 2020, S. 10). Versuche an Mäusen kommen zu dem Ergebnis, dass spezifische kommensale Bakterien die Immunität fördern, indem sie lymphoide Zellen des angeborenen Immunsystems zur Produktion von IL-22 stimulieren (Kamada et al., 2013, S. 326). Darüber hinaus werden PAMPs-artige Oligosaccharidmolekülstrukturen, sowie analoge Strukturen probiotischer Mikroorgansimen von PRRs erkannt und erhöhen dadurch die Zellaktivität von Immunzellen des angeborenen Immunsystems wie MΦs und NK-Zellen (Beermann, 2019, S. 53). Eine vielfältige Mikrobiota unterstützt auch die adaptive Immunität, durch die Bildung verschiedener T-Zellen-Untergruppen im Darm (Kamada et al., 2013, S. 326). Beispielsweise mildern regulatorische T (T_{Reg})-Zellen Darmschäden und schützen vor Infektion (ebd.). Kommensale Bakterien induzieren auch spezifische Immunantworten, einschließlich der IgA-Produktion und der Erzeugung von $CD4^+$-T-Lymphozyten (T-Helferzellen) (ebd.). Es gibt Hinweise darauf, dass dies die systemische Verbreitung und Translokation von Bakterien, die häufig mit einer Infektion und Störung der Epithelbarriere einhergehen, verhindert (ebd.). Darüber hinaus könnte es zur Beseitigung von Krankheitserregern durch Opsonisierung[2] oder anderen Immunmechanismen beitragen (ebd.).

Präbiotische Kohlenhydratstrukturen können Adhäsionsbereiche für Pathogene, insbesondere im Dünndarm, blockieren und so vor Infektionen schützen (Beermann, 2019, S. 53). Studien am

---

[2] Markierung körperfremder Zellen mit Antikörpern oder Proteinen zur Auffindbarkeit für Fresszellen (Nonnenmacher, 2019)

Menschen haben gezeigt, dass eine Inulinsupplementation den fäkalen Bakteriengehalt von Bifidobakterien erhöht und sich günstig auf die Art und Menge der zirkulierenden Lymphozyten auswirkt (Anderson et al., 2009, S. 197). Aufgrund ihrer vorteilhaften gesundheitlichen Wirkung werden Präbiotika zunehmend als Futtermittel für Tiere und Lebensmittelzusatzstoff in der menschlichen Ernährung verwendet (Shokryazdan et al., 2016, S. 1). In Kombination mit Probiotika werden sie als Syn- oder Symbiotika bezeichnet (Beermann, 2019, S. 54).

Die Kettenlänge und Löslichkeit der Ballaststoffe nehmen einen Einfluss auf die Zusammensetzung der cecalen Mikrobiota von Mäusen (Holscher, 2017, S. 174). Dabei wurde ein signifikanter Unterschied zwischen Diäten, die mit 5 – 10 % Cellulose, einem unlöslichen Ballaststoff und denen, die mit 10% FOS oder Inulin, löslichen Ballaststoffen, ergänzt wurden, ersichtlich (ebd.). In einem weiteren Mausmodell erhöhten Ballaststoffe auch die Dicke der Schleimhaut, wodurch dessen Abbau durch Bakterien gehemmt und somit das Eindringen von Allergenen und Krankheitserregern verhindert werden konnte (Iddir et al., 2020, S. 10). Bei Mäusen und Ferkeln förderte die Fermentation von Ballaststoffen den Schutz vor Pathogenen wie Clostridium difficile und Salmonella enterica subsp. enterica serovar Typhimurium (Zmora et al., 2019, S. 7). (s. Abb. 3)

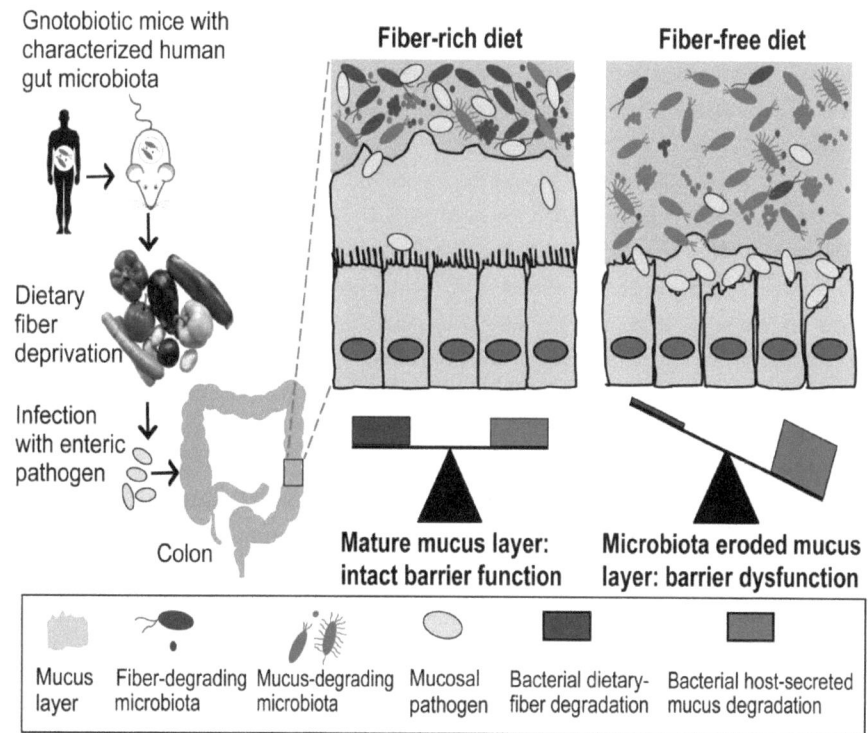

Abbildung 3: Eine ballaststoffreiche Kost erhöht die Dicke der Darmschleimhaut und schützt so vor dem Eindringen pathogener Mikroorganismen Quelle: Desai et al., 2016, S. 1339

Als wichtige Faktoren in epidemiologischen Studien wurden neben der Mikrobiota auch SCFAs als Biomarker, die sich mit der Ballaststoffaufnahme ändern, diskutiert (Slavin, 2013, S. 1427).

4.2 Effekte über die Produktion von SCFAs

Fermentierbare Ballaststoffe, z. B. Inulin, FOS, Betaglukan und Pektine, werden von den Dickdarmbakterien neben Wasserstoff, Methan, Kohlendioxid und Laktat zu SCFAs abgebaut (Slavin, 2013, S. 1419; Zmora et al., 2019, S. 12; Holscher, 2017, S. 174). Die Fermentationsrate und das Verhältnis der gebildeten Fettsäuren variieren in Abhängigkeit des jeweiligen Ballaststoffs, der intestinalen Passagezeit und der Zusammensetzung der intestinalen Mikrobiota (Ströhle et al., 2018, S. 182). Die gebildeten SCFAs, hauptsächlich Acetat, Propionat und Butyrat gelangen via passive Diffusion bzw. vermittelt durch den Monocarboxylattransporter SLC5A8 nahezu vollständig (95 – 99 %) in die Enterozyten (ebd., S. 186f.). Während Acetat und Propionat z. T. über die Pfortader zur Leber transportiert werden, verbleibt der Großteil des Butyrats in den Enterozyten (ebd, S. 186). Hier reguliert es Proliferation und Differenzierung der Kolonozyten und stellt bis zu 85 % des Energiebedarfs der Kolonozyten und Enterozyten bereit (ebd.; Clements & Carding, 2018, S. 654).

SCFAs beeinflussen als Signalmoleküle u. a. die Aktivität der Neutrophilen, der Mastzellen und der T_{Reg}-Zellen (Ströhle et al., 2018, S. 187). Dabei lösen sie entzündungshemmende Signalkaskaden aus (Iddir et al., 2020, S. 10). Diese Effekte werden durch G-Protein-gekoppelte Fettsäurerezeptoren (GPR43, GPR41 und GPR109A) und Peroxisom-Proliferator-aktivierter Rezeptor-γ (PPARγ), die von einer Vielzahl von Geweben, einschließlich myeloischer Immunzellen, exprimiert werden, vermittelt (Ströhle et al., 2018, S. 187; Zmora et al., 2019, S. 7). Butyrat und Acetat hemmen die Histon-Deacetylase (HDAL)-Aktivität und wirken auf diese Weise antiinflammatorisch und der Kanzerogenese entgegen, indem sie die Chromatinstruktur und den epigenetischen Zustand der Zelle beeinflussen (Ströhle et al., 2018, S. 187; Venter et al., 2020, S. 8). HDAL ist an der Verstärkung der Entzündungsreaktion durch Genregulation der Zellproliferation und -differenzierung beteiligt (Iddir et al., 2020, S. 10). Butyrat vermittelt über GPR41 einen Anstieg der Darmmotilität und erhöht die sekretorische Aktivität (Ströhle et al., 2018, S. 187). Als physiologisch relevanter Ligand für GPR109A, ruft er vorteilhafte Effekte im Dickdarm hervor (Koh et al., 2016, S. 1338). Durch die verbesserte Integrität der Darmschleimhaut wird die Bildung und Translokation von Bakterien, Antigenen und Toxinen aus dem Darmlumen in die Blutbahn verringert und das darmassoziierte Immunsystem moduliert (Ströhle et al., 2018, S. 186). Eine Studie aus dem Jahre 2015 legt nahe, dass eine durch eine ballaststoffreiche Ernährung induzierte Aktivierung von GPR43 und GPR109A das NLRP3-Inflammasom aktiviert, welches für die intestinale Homöostase entscheidend ist (Koh et al., 2016, S. 1338).

Weitere antiinflammatorische Effekte der SCFAs sind die Hemmung von IL-12, die hochregulierte IL-10-Produktion in Monozyten und die Reduktion der „nuclear factor 'kappa-light-chain-enhancer' of activated B-cells" (NF-κB)-Expression (Iddir et al., 2020, S. 10; Ströhle et al., 2018, S. 190). Darüber hinaus unterdrücken sie die Freisetzung proinflammatorischer Moleküle, wie IL-1 und Stickstoffmonoxid (NO), Zytokine (u. a. Tumornekrosefaktor-α (TNF-α)) und Chemokine, während sie die Expression antiinflammatorischer Zytokine erhöhen (Ströhle et al., 2018, S. 190; Shokryazdan et al., 2016, S. 1). Infolgedessen sinkt die chronisch-systemische Inflammation (Metaflammation), während die Insulinsensitivität steigt (Ströhle et al., 2018, S. 190). Als Schlüsselregulatoren für entzündliche Erkrankungen kontrollieren SCFAs die Migration von Immunzellen zu Entzündungsstellen, modulieren ihren Aktivierungszustand und ermöglichen so eine beschleunigte Pathogen-Beseitigung durch die Aktivierung reaktiver Sauerstoffspezies (ROS) (Iddir et al., 2020, S. 10).

Da in Immunzellen eine hohe Expression von SCFA-Rezeptoren vorliegt, sind diese wichtige Regulatoren der T-Zell-Funktion und beeinflussen deren Differenzierung in Effektor- und T_{Reg}-Zellen (Koh et al., 2016, S. 1338). Induzierte T_{Reg}-Zellen tragen zur Etablierung und Aufrechterhaltung der Immuntoleranz sowie zur Bereitstellung von Energie für Wirtszellen bei (Clements & Carding, 2018, S. 654). Zudem erleichtern SCFAs die Differenzierung naiver T-Zellen in Th1- und Th17-Zellen, womit die Immunität im Krankheitsfall gestärkt wir (Koh et al., 2016, S. 1338). Insgesamt können SCFAs die T-Zell-Funktion modulieren, jedoch sind weitere Untersuchungen erforderlich, um den zugrunde liegenden Mechanismus zu bestimmen (ebd.).

Im Tierversuch erhöht die Zugabe von SCFAs zur parenteralen Ernährung die zytotoxische Aktivität natürlicher Killerzellen (Slavin, 2013, S. 1427). Einige Ex-vivo-Studien unter Verwendung von kultivierten menschlichen Zellen haben gezeigt, dass SCFAs immunsuppressive Wirkungen auf Antigenpräsentierende Zellen und insbesondere auf DC haben (Clements & Carding, 2018, S. 654). Andere In-vitro-Modellstudien legen nahe, dass auch die Ballaststoffe selbst einen direkten Einfluss auf Immunzellen und DC haben können, um die proinflammatorische Zytokinproduktion und die DC-Reifung zu verringern (ebd.). Allerdings sind In-vitro-Modelle nicht direkt auf den menschlichen Organismus übertragbar, da wesentliche Komponenten der Darmschleimhautbarriere, wie Schleim und Mikrobiota, fehlen (ebd.).

Neben der Immunfunktion beeinflussen SCFAs noch weitere physiologische Mechanismen, wie in Abb. 4 dargestellt, u. a. die Glukosehomöostase, den Lipidstoffwechsel und die Appetitregulation (Holscher, 2017, S. 175). Über die Beeinflussung des enterischen Nervensystems, wirken sie sich auf die Darmmotilität aus (Ströhle et al., 2018, S. 187). Durch die SCFA-Produktion kommt es zudem zu einer Absenkung des intraluminalen pH-Werts, wodurch das Wachstum von Fäulniskeimen und pathogenen Mikroorganismen gehemmt wird (ebd., S. 185). Ein niedriger pH-Wert verringert den Peptidabbau und die daraus resultierende Bildung toxischer Verbindungen wie Ammoniak, Amine und Phenolverbindungen und die Aktivität unerwünschter bakterieller Enzyme (Slavin, 2013, S. 1419f.). Acetat und Propionat entfalten außerdem systemische Effekte, u. a. auf Leber, Muskulatur, weißes Fettgewebe und Gehirn (Ströhle et al., 2018, S. 186).

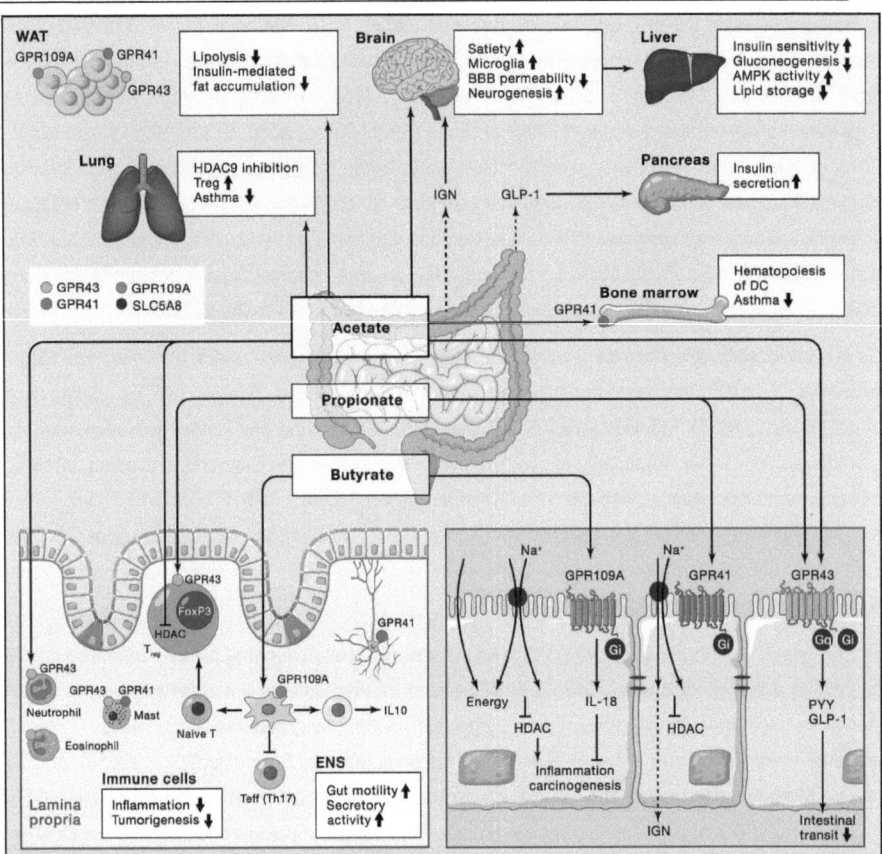

Abbildung 4: „Wirkmechanismus von mikrobiell produzierten SCFAs" (eigene Übersetzung) Quelle: Koh et al., 2016, S. 1337

5. Fazit & Ausblick

Die Ernährungsweise, insbesondere die Zufuhr von Ballaststoffen und das Immunsystem, einschließlich das Darm-assoziierte Immunsystem stehen in einer komplexen Wechselbeziehung zueinander (Holscher, 2017, S. 177). Dies unterstreicht das Potenzial von Ballaststoffen als wichtiges Instrument zur Prävention und Therapie von Krankheiten (Venter et al., 2020, S. 8).

Eine Ballaststoffzufuhr wirkt sich über verschiedene Mechanismen direkt und indirekt, durch die Modulation der intestinalen Mikrobiota und ihrer fermentativen Metabolite, auf die Funktionen des Immunsystems aus (Ströhle et al., 2018, S. 183). Die meisten Studien berücksichtigten hauptsächlich die indirekten Effekte, während die direkten Auswirkungen noch weiter untersucht werden müssen, indem Ballaststoffe mit unterschiedlichem Polymerisationsgrad in verschiedenen Wirten Anwendung finden (Shokryazdan et al., 2016, S. 1).

Die bislang klarsten und bekanntesten Erkenntnisse stammen aus Tiermodellen und der Induktion und Expansion von T_{reg}-Zellen infolge der bakteriellen Fermentation von Ballaststoffen wie Nicht-Stärke Polysaccharide (Clements & Carding, 2018, S. 657). Es sind derzeit jedoch nicht genügend Interventionsstudien am Menschen vorhanden, um diese Ergebnisse zu bestätigen (ebd.).

Zahlreiche Untersuchungsergebnisse deuten darauf hin, dass die HDAC-Hemmung in Epithelzellen für die Barrierefunktion und die Beeinflussung der Immunantwort maßgebend ist (Venter et al., 2020, S. 8). Nichtsdestotrotz sind auch diesbezüglich weitere In-vivo-Tier- und Humanstudien erforderlich, um den Beitrag der Ballaststoffaufnahme zu Immunfunktionen zu bewerten (ebd.). Hierfür sollten, aufgrund von Untersuchungseinschränkungen, alle Arten von Forschung, Human-, Tier-, In-vitro- und Computerforschung, eingesetzt werden (Holscher, 2017, S. 177). Zudem sind multidisziplinäre Ansätze, u. a. aus den Gebieten der Ernährung, der Mikro- und Molekularbiologie, der Physiologie, der Immunologie und der Informatik, erforderlich (ebd., S. 180). Darüber hinaus können diese Studien zur Identifizierung neuartiger immunmodulatorischer Nahrungsbestandteile beitragen (Venter et al., 2020, S. 9). Jedoch könnte auch das Zusammenspiel mehrerer Nährstoffe einen Einfluss auf das Immunsystem haben, das anhand randomisierter kontrollierter Studien, erforscht werden sollte (Venter et al., 2020, S. 9f.).

Neben der großen Rolle von Ballaststoffen für das Immunsystem, bewirken sie zahlreiche weitere physiologische Effekte, u. a. auf den Glukose- und Insulinstoffwechsel, die Leber und das weiße Fettgewebe (Ströhle et al., 2018, S. 194). Es wurde bestätigt, dass eine ballaststoffreiche Kost das Risiko für zahlreiche kardiometabolische Erkrankungen, darunter Übergewicht und Adipositas, Diabetes mellitus Typ 2 und KHK, senkt (ebd., S. 195).

Nun besteht die Herausforderung darin, Ballaststoffe in die westliche Ernährungsweise so zu integrieren, dass die empfohlene Aufnahme von mind. 30 g Ballaststoffen pro Tag (16 g/1000 kcal bei Frauen und 12,5 g/1000 kcal bei Männern) oder sogar höhere Mengen erzielt werden (ebd.). In der Praxis lässt sich dies durch den vermehrten Konsum von Vollkornprodukten, Gemüse, Obst und Hülsenfrüchten, realisieren (ebd.). Zudem ist es wichtig, aufgrund vielfältiger und verschiedener physio-chemischer Eigenschaften, verschiedene Ballaststoffarten und -quellen zu konsumieren und deren Auswahl und Menge stets individuell anzupassen (Slavin, 2013, S. 1430; Clements & Carding, 2018, S. 656).

IV. Literaturverzeichnis

Anderson, J. et al. (2009): *Health benefits of dietary fiber.* In: Nutrition Reviews, Jg. 67, Heft 4, S. 188–205.

Baroroh H. et al. (2020): *Water-Soluble Fiber from Bengkoang (Pachyrhizus erosus (L.) Urban) Tuber Modulates Immune System Activity in Male Mice.* In: Scientia Pharmaceutica, Jg. 88, Heft 3, S. 34.

Beermann, C. (2019): *Lebensmittel-Immunologie. Eine Einführung in die molekularen Wirkmechanismen mit Videos und Verständnisfragen.* Springer-Verlag, Berlin.

Calder, P. C. (2013): *Feeding the immune system.* In: Proceedings of the Nutrition Society, *Jg.* 72, Heft 3, S. 299-309.

Clements, S. J./Carding, S. R. (2018): *Diet, the intestinal microbiota, and immune health in aging.* In: Critical Reviews in Food Science and Nutrition, Jg. 58, Heft 4, S. 651-661.

Desai, M. et al. (2016): *A Dietary Fiber-Deprived Gut Microbiota Degrades the Colonic Mucus Barrier and Enhances Pathogen Susceptibility.* In: Cell, Jg. 167, Heft 5, S. 1339-1353.

Elmadfa, I./Leitzmann, C. (2019): *Ernährung des Menschen.* 6. Auflage, Verlag Eugen Ulmer, Stuttgart.

Hahn, A. et al. (2016): *Ernährung. Physiologische Grundlagen, Prävention, Therapie.* 3. Auflage, Wissenschaftliche Verlagsgesellschaft, Stuttgart.

Holscher, H. (2017): *Dietary fiber and prebiotics and the gastrointestinal microbiota.* In: Gut microbes, Jg. 8, Heft 2, S. 172–184.

Iddir, M. et al. (2020): *Strengthening the Immune System and Reducing Inflammation and Oxidative Stress through Diet and Nutrition. Considerations during the COVID-19 Crisis.* In: Nutrients, Jg. 12, Heft 6, S. 1562.

Kamada, N. et al. (2013): *Role of the gut microbiota in immunity and inflammatory disease.* In: Nature Reviews Immunology, Jg. 13, Heft 5, S. 321–335.

Koh, A. et al. (2016): *From Dietary Fiber to Host Physiology. Short-Chain Fatty Acids as Key Bacterial Metabolites.* In: Cell, Jg. 165, Heft 6, S. 1332-1345.

Menni, C. et al. (2017): *Gut microbiome diversity and high-fibre intake are related to lower long-term weight gain.* In: International Journal of Obesity, Jg. 41, S. 1099-1105.

Murphy, K./Weaver, C. (2018): *Janeway Immunologie.* 9. Auflage, Springer-Verlag, Berlin.

Nonnenmacher, A. (2019): *Opsonierung.* (URL: https://medlexi.de/Opsonierung [letzter Zugriff: 22.04.2021]).

Rubach, A. (2018): *Ernährung und intestinale Mikrobiota.* In: Deutsche Zeitschrift für Akupunktur, Jg. 61, Heft 4, S. 262–263.

Shokryazdan, P. et al. (2016): *Effects of prebiotics on immune system and cytokine expression.* In: Medical Microbiology and Immunology, Jg. 206, Heft 1, S. 1-9.

Slavin, J. (2013): *Fiber and Prebiotics: Mechanisms and Health Benefits.* In: Nutrients, Jg. 5, Heft 4, S. 1417-1435.

Ströhle, A. et al. (2018): *Präventives Potenzial von Ballaststoffen − Ernährungsphysiologie und Epidemiologie.* In: Aktuelle Ernährungsmedizin, Jg. 43, Heft 03, S. 179–200.

Venter, C. et al. (2020): *Nutrition and the Immune System. A Complicated Tango.* In: Nutrients, Jg. 12, Heft 3, S. 818.

Wilson, A. et al. (2020): *Diet and the Human Gut Microbiome. An International Review.* In: Digestive Diseases and Sciences, Jg. 65, S. 723–740.

Zmora, N. et al. (2019): *You are what you eat. Diet, health and the gut microbiota.* In: Nature Reviews Gastroenterology & Hepatology, Jg. 16, S. 35–56.

BEI GRIN MACHT SICH IHR WISSEN BEZAHLT

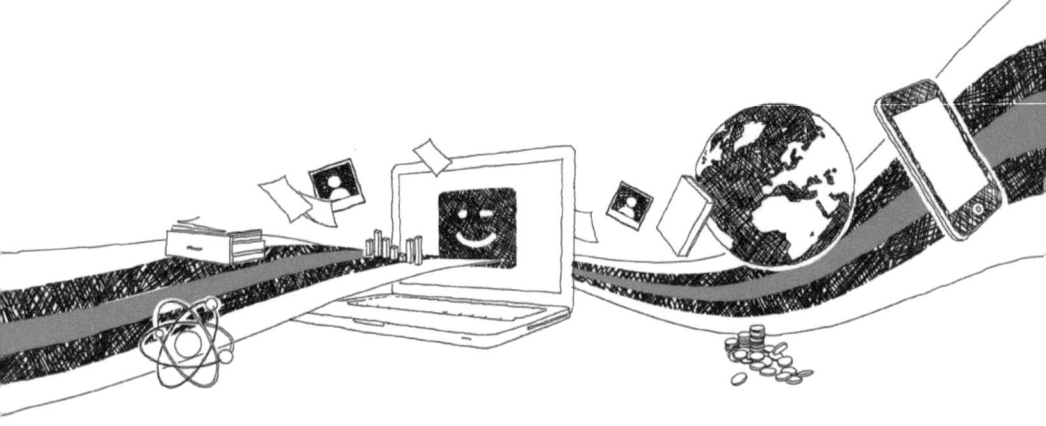

- Wir veröffentlichen Ihre Hausarbeit,
  Bachelor- und Masterarbeit

- Ihr eigenes eBook und Buch -
  weltweit in allen wichtigen Shops

- Verdienen Sie an jedem Verkauf

Jetzt bei www.GRIN.com hochladen und kostenlos publizieren

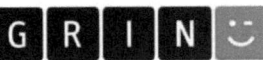